GUIDE PRATIQUE

DES

MALADIES

VÉNÉRIENNES OU CONTAGIEUSES

PAR

Le Docteur PECHENET

MÉDECIN DE LA FACULTÉ DE PARIS

EMBRE DE PLUSIEURS SOCIÉTÉS SCIENTIFIQUES

Prix : 50 Cent.

CHEZ L'AUTEUR

Rue Neuve-Ménilmontant, 13

près

le Cirque-Napoléon et le boulevard des Filles-du-Calvaire

PARIS

GUIDE PRATIQUE

DES

MALADIES VÉNÉRIENNES

OU CONTAGIEUSES

IMPRIMERIE DE A. WITTERSHEIM

RUE MONTMORENCY, 8

GUIDE PRATIQUE

DES

MALADIES

VÉNÉRIENNES OU CONTAGIEUSES

PAR

Le Docteur PECHENET

MÉDECIN DE LA FACULTÉ DE PARIS

MEMBRE DE PLUSIEURS SOCIÉTÉS SCIENTIFIQUES

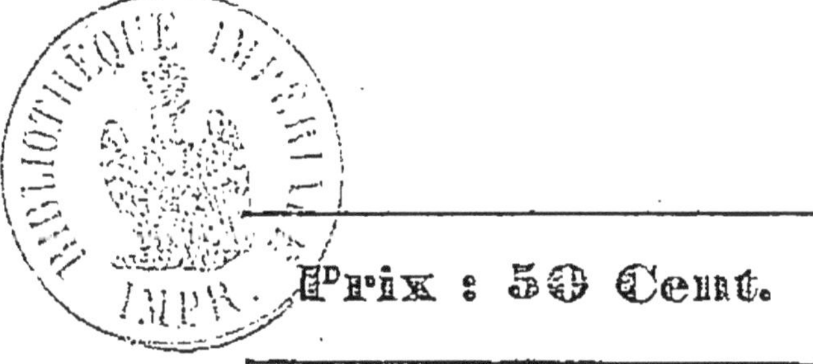

Prix : 50 Cent.

CHEZ L'AUTEUR

Rue Neuve-Ménilmontant, 13

près

le Cirque-Napoléon et le boulevard des Filles-du-Calvaire

PARIS

1861

GUIDE PRATIQUE

DES

MALADIES VÉNÉRIENNES

OU CONTAGIEUSES

INTRODUCTION

L'étude et le traitement des maladies con_
tagieuses ou vénériennes, quoique ayant
fait de notables progrès dans ces derniers
temps, n'étaient cependant pas encore
arrivés à leur apogée; il était donc à dé-
sirer pour les personnes affectées qu'on
pût reconnaître scrupuleusement la phase
de la maladie, afin de pouvoir prescrire
un traitement efficace qui doit nécessai-
rement varier suivant les différentes
formes ou divers degrés qu'elle présente.

Chaque médecin n'a-t-il pas sa méthode particulière qui est plus ou moins bonne, guérit parfois et même assez souvent les accidents primitifs, mais qui détruit rarement le principe originaire ou virus vénérien dont l'effet dans l'organisation peut être nul pendant longtemps, plusieurs années même, puis, par une cause encore inconnue, le virus non éteint peut se manifester par des complications extrêmement graves?

Ce caractère spécial de la syphilis a été l'objet d'une étude sérieuse de la part du docteur *Péchenet;* l'expérience lui a démontré que de cette connaissance seulement il peut résulter une médication fructueuse; aussi a-t-il pris pour principe de ne jamais prescrire un traitement sans avoir reconnu préalablement la phase sous laquelle se présente une affection syphilitique; d'où est venu le succès infaillible et supérieur de son nouveau traitement.

Cet opuscule des maladies vénériennes a été publié comme guide, pour faire reconnaître aux personnes malades le caractère, le degré et les complications de l'affection, afin de pouvoir diriger elles-mêmes le traitement d'une manière plus rationnelle.

Les maladies contagieuses se divisent en deux classes qui sont :

1° La *gonorrhée* ou *blennorrhagie*,
2° Le *chancre* ou *syphilis*.

La *gonorrhée* est une affection qui se manifeste par un écoulement purulent du canal de l'urètre; elle est parfois accompagnée de douleurs vives, de fréquentes envies d'uriner, d'érection douloureuse, et alors la verge peut se courber d'une manière toute particulière, d'où est venue la qualification de *chaude-pisse cordée*; enfin l'écoulement peut être mélangé de sang, c'est lorsqu'il existe une inflammation suraiguë de l'urètre et des tissus environnants.

Cette maladie apparaît ordinairement au bout de huit jours de cohabitation; cependant elle peut avoir lieu après quinze jours, comme assez souvent le début se fait sentir au bout de deux ou trois jours.

Les complications qui surviennent à la suite de la gonorrhée sont assez nombreuses : lorsqu'il y a un engorgement qui empêche de découvrir le gland (*phimosis*); si au contraire l'inflammation a lieu lorsque le prépuce se trouve refoulé à la base du gland, et qu'il étreint la verge en manière d'une strangulation, c'est le *paraphimosis*; les ganglions de l'aine peuvent s'engorger et produire le *bubon* vulgairement connu sous le nom de *poulain*; cette complication est plus souvent la conséquence du *chancre*; d'autres fois des symptômes se manifestent dans les articulations; le plus ordinairement, c'est aux genoux, aux poignets, aux

épaules (*arthrite blennorrhagique*). Ces
dernières complications peuvent devenir
extrêmement graves par les ravages que
cause le principe du mal ; ainsi la suppuration, l'ankylose, la nécessité de pratiquer l'amputation de l'organe malade
sont souvent la conséquence de ces accidents, si les personnes atteintes ne sont
pas traitées convenablement.

Le principe de la blennorrhagie peut se
porter également sur les organes de la vue et
occasionner un grand désordre dans leurs
fonctions (*ophthalmie blennorrhagique*).

La gonorrhée peut être accompagnée
de pustules ou de chancres syphilitiques
existant à l'extérieur de la verge; la pré-
sence de ces manifestations se fait re-
marquer aussi dans l'intérieur de l'urètre et notamment dans le fond du canal,
près du col de la vessie, à la glande pros-
tate, d'où naissent ces rétrécissements
qui occasionnent si souvent les rétentions
d'urine très-douloureuses; enfin près du

méat urinaire, dans cette partie dilatée
du canal de l'urètre (*la fosse naviculaire*),
souvent il existe quelques pustules ou
ulcérations qui provoquent un écoulement
très-léger, mais persistant; ce qu'on
appelle la *goutte militaire* est quelquefois
la suite de cette complication.

La gonorrhée, au lieu de se manifester
dans le canal de l'urètre, peut se décla-
rer sur le gland, à sa base ainsi qu'à la
face interne du prépuce: l'écoulement,
dans cette circonstance, existe seulement
à l'extérieur; cette complication est con-
nue sous le nom de *balanite*; les symptômes sont plus ou moins caractérisés et
suivis quelquefois de végétations organiques connues du nom de *crêtes de coq*;
enfin une dernière complication, qui n'est
pas la moins fréquente, c'est un engorgement de l'un ou des deux testicules; généralement un seul est affecté (*orchite
blennorrhagique*). Ce dernier accident est
accompagné ordinairement d'une douleur

vive, qui se fait ressentir le long du trajet de l'épididyme et des cordons testiculaires ; quand cette complication est négligée, il peut survenir un épanchement séreux dans les bourses (*hydrocèle*).

Ces diverses complications sont d'autant plus graves qu'elles sont négligées ou mal soignées, car on a à craindre les relâchements du canal de l'urètre, un écoulement chronique interminable, la perte involontaire du sperme, la paralysie du membre viril, l'impuissance, etc. Ces accidents ne surviennent jamais quand le traitement du docteur Péchenet est employé de suite, est bien dirigé et régulièrement suivi ; lorsqu'ils sont provoqués par d'autres médications, notre méthode spéciale a la propriété de les faire disparaître assez promptement.

TRAITEMENT

Si la gonorrhée est récente, simple ou compliquée, les pilules *antiblennorrha-*

giques suffisent généralement pour la faire disparaître en peu de temps, à la dose de 15 à 18 par jour en deux ou trois fois; mais dans les cas de complication d'orchite, d'arthrite ou d'ophthalmie blennorrhagiques, il est nécessaire d'employer simultanément le traitement rationnel avec la médication antiphlogistique, tels que sangsues, cataplasmes laudanisés, purgatifs drastiques, etc.

Quand la gonorrhée existe depuis longtemps, qu'on a fait usage de plusieurs traitements différents, il est utile dans cette circonstance, et nonobstant l'usage des pilules antiblennorrhagiques, d'employer les *injections spéciales*. Cette médication n'a pas l'inconvénient, comme la plupart des autres moyens, de troubler les fonctions organiques, ni de provoquer quelquefois des accidents fort graves; au contraire, elle possède l'avantage de donner du ton aux organes qui ont été affaiblis par l'usage de médicaments irritants,

Cependant, lors de l'emploi des pilules antiblennorrhagiques comme des pilules antisyphilitiques, il peut apparaître des rougeurs plus ou moins prononcées sur le corps. Ces effets ne se produisent que chez les personnes qui ont beaucoup d'âcreté du sang, et dépendent de l'action des médicaments qui tendent à expulser l'humeur au dehors. Ces symptômes ne doivent pas causer d'inquiétude, ils ne peuvent qu'être avantageux ; ils n'obligent ni à suspendre, ni à modifier le traitement; ils sont d'une courte durée (1).

---

(1) M. de G... contracta, il y a trois mois, une gonorrhée violente accompagnée non-seulement de douleurs vives, mais encore de fréquentes envies d'uriner: l'usage des pilules antiblennorrhagiques pendant quatre jours a suffi pour le guérir radicalement.

M. L..., menuisier, avait depuis un an une gonorrhée dont il n'avait pu se guérir par aucun moyen, il reculait sans cesse devant un mariage avantageux crainte de contagion, désespéré de ne

Gonorrhée chez la femme

Cette affection, comme chez l'homme, est caractérisée par un écoulement qui a lieu par les parties génitales, et qui provient du canal de l'urètre, ou du vagin, ou de la matrice.

L'écoulement est tantôt blanc comme de la crème, d'autre fois jaune ou verdâtre, quelquefois clair et transparent, enfin il peut se trouver mêlé de granulations ou de flocons blanchâtres ou grisâtres; assez fréquemment il existe un engorgement considérable des lèvres de la vulve, accompagné de chaleur et de

---

pouvoir guérir, lorsqu'enfin il fit usage des pilules antiblennorrhagiques et des *injections spéciales*. Ce traitement, continué pendant quinze jours, fit disparaître toute trace de l'affection.

douleurs vives, se faisant ressentir particulièrement lors du passage de l'urine sur les parties affectées.

Leucorrhée (ou flueurs blanches)

C'est une autre affection dont les symptômes ont beaucoup d'analogie avec la gonorrhée ; mais l'essence diffère ; ainsi une inflammation chronique de la matrice, une induration, un squirrhe, ou un cancer du col de l'utérus, des polypes dans le vagin, l'anémie, toutes ces affections sont des causes occasionnelles de la leucorrhée ; dans cette circonstance, l'écoulement est ordinairement accompagné d'autres symptômes : il y a tiraillement d'estomac, perte d'appétit, la digestion est difficile, d'où résulte une maigreur extrême, la pâleur, la débilité et la langueur générales.

La gonorrhée de la femme se traite de la même manière que celle de l'homme,

par les pilules antiblennorrhagiques, à
la dose de 12 à 15 par jour prises avec
un verre d'eau sucrée; si l'écoulement
est ancien, il est utile de favoriser l'action de la médication interne par des *injections spéciales*, dont l'emploi combiné
produit un succès infaillible.

Le traitement de la leucorrhée est le
même que pour la gonorrhée, seulement
il est nécessaire de l'associer avec les
pilules toniques; ces dernières doivent
être prises au nombre de 4 par jour (1).

____

(1) Madame N..., âgée de 25 ans, d'un tempé-
rament bilieux, lymphatique, contracta une
gonorrhée franchement caractérisée qui disparut
au bout de huit jours par l'usage des pilules anti-
blennorrhagiqnes.

Mademoiselle B..., pâle, anémique, sans appétit, digestion pénible, sans forces, ayant des pertes
blanches continuelles depuis trois ans, fit l'emploi
des pilules antiblennorrhagiques et des pilules
toniques; elle fut radicalement guérie au bout de
trois mois.

MALADIES

DE LA SECONDE CLASSE

Syphilis ou Chancre

Cette maladie se présente sous plusieurs formes dont le principe est toujours le même (*virus syphilitique*); le caractère primitif consiste en une pustule qui s'ulcère et devient le *chancre* ou plaie suppurante qui forme une excavation variable en étendue et en profondeur, dont les bords sont taillés à pics et la base est plus ou moins indurée il apparaît ordinairement aux parties génitales des deux sexes, puis comme conséquence (*accidents secondaires*), il peut survenir des ulcérations dans la bouche, dans le nez, sur le voile du palais, à l'anus (*rhagades*), sur les testicules, etc.

Ces manifestations se développent sur la peau, tantôt par une éruption de plaques rouges cuivrées (*roséole syphilitique*), d'autres fois par des pustules disséminées sur différentes parties du corps et notamment sur la poitrine, sur le front, dans les cheveux sur le cuir chevelu.

La syphilis abandonnée aux seuls soins de la nature, ou traitée par une médication non rationnelle, peut, au bout d'un temps plus ou moins long, se compliquer de plusieurs accidents qui se manifestent par des douleurs aiguës qu'on ressent dans les membres, dans les articulations, dans les os (*ostéocopes*). Ces douleurs sont souvent plus vives la nuit que le jour.

Il survient aussi des inflammations du périoste de différents os (*exostoses*), puis la carie est souvent la conséquence. Cette dernière affection consiste en un gonflement des parties osseuses qui bientôt diminue, devient moins consistant et donne lieu parfois à une suppuration ichoreuse d'une odeur nauséabonde ; dans cette circonstance la plaie est ulcéreuse et de mauvaise nature.

Il peut survenir encore d'autres complications extrêmement sérieuses, telles que des suintements purulents par les oreilles, la dureté de l'ouïe, la perte de la vue, de l'odorat, la fétidité de l'haleine, etc.

Si la maladie syphilitique produit ses ravages sur les organes internes, il survient une perturbation générale des fonctions organiques qui occasionne les plus grands désordres. C'est ainsi qu'on observe assez fréquemment ces douleurs de tête si aiguës et opiniâtres, la perte de la mémoire, l'idiotisme, le catarrhe bronchique et pulmonaire, des tumeurs sur différentes parties du corps (*gommeuses*), des palpitations de cœur, la gastrite, des indurations ulcéreuses de la matrice, l'affaiblissement des organes génitaux, l'alopécie ou chute des cheveux, une vieillesse précoce, la paralysie, etc., etc.

La syphilis constitutionnelle ou à la troisième phase peut se transmettre par hérédité, d'où il résulte que les enfants de parents affectés sont souvent scrofuleux, ont des humeurs froides, sont rachitiques. Ces complications provoquent la courbure des os, la déviation de l'épine dorsale et autres difformités de même nature (1).

---

(1) M. C.... avait un enfant qui, pendant ses deux premières années, jouissait d'une très-belle santé lorsque, vers sa cinquième année, des glandes se manifestèrent au cou, le ventre devint gros et douloureux, l'enfant toussa, la respiration devint gênée. Il fut employé différents remèdes; mais tous restèrent impuissants contre cette affection rebelle. Les parents étaient dans la plus grande inquiétude lorsqu'une éruption pustuleuse sur le

TRAITEMENT

DES MALADIES DE LA DEUXIÈME CLASSE

OU SYPHILIS

Dans ces derniers temps, une multitude de médications ont été prescrites pour combattre les maladies syphilitiques ; mais jusqu'alors, il est démontré que peu ont la propriété de pouvoir guérir sans récidive ; la plupart sont d'une grande difficulté à suivre et agissent lentement ; aussi, presque toujours, le virus vénérien

corps fit penser au père que ces accidents pouvaient être le résultat d'une maladie syphilitique contractée par hérédité. Il lui fit prendre le traitement du docteur Pechenet, qui fit disparaître successivement tous les accidents, et l'enfant recouvra un parfait état de santé.

persiste. C'est à cause de ces inconvénients très-nombreux que nous avons dirigé nos soins scrupuleux à l'étude approfondie des différentes phases de la syphilis, et cette connaissance nous a conduit, par induction et par l'expérience, à un traitement dont le succès est infaillible et vient d'être reconnu comme étant d'une efficacité supérieure.

Les pilules antisyphilitiques, avec la potion tempérante, prises simultanément, produisent une action sédative, en même temps tonique, et, tout en détruisant le germe spécifique, font disparaître les caractères syphilitiques, quelque graves qu'ils puissent être. La dose est de deux pilules par jour, avec deux à trois cuillerées à soupe de potion tempérante, en deux fois et à jeun.

Les chancres doivent être pansés avec de l'onguent détersif. S'il existe un bubon, il est utile d'employer les émollients, tel que l'application de cataplasmes ou pommade adoucissante, jusqu'à ce que le pus qui est contenu dans la poche ait trouvé une issue; l'ouverture alors faisant plaie doit être pansée bien régulièrement et tenue très-proprement.

Si la maladie est ancienne et compliquée, il faut avoir recours à la potion dépurative combinée avec les pilules antisyphilitiques. La propriété de cette médication est essentiellement résolutive et destructive du virus qui a envahi toute l'organisation. La dose est de deux à trois cuillerées par jour. Pour favoriser l'action du médicament, et aussi comme moyen d'élimination, nous conseillons quelques purgations avec des pilules spéciales. Dans cette circonstance de maladie invétérée, il est essentiel de terminer le traitement par l'emploi seul de la potion dépurative.

Pendant le cours du traitement, sans être astreint à un régime rigoureux, il est utile néanmoins de ne faire aucun excès en quoi que ce soit, et notamment en liqueurs alcooliques, de ne pas faire usage de condiments trop actifs dans les aliments. Il est indispensable aussi de continuer le traitement général pendant quinze jours au moins après la guérison, afin d'éviter le retour d'une moindre manifestation. Nous recommandons ces mêmes soins hygiéniques pour les maladies de la première classe ou gonorrhée.

En général, la méthode que nous employons pour la guérison des maladies vénériennes possède, de l'aveu des médecins spéciaux les plus célèbres, des propriétés curatives les plus avantageuses, que ne possède nul autre moyen. Les effets de ce nouveau traitement sont prompts, sûrs, exempts de tout danger pour la constitution. Les personnes les plus faibles peuvent en faire usage sans inconvénient, attendu qu'il fortifie l'estomac, donne du ton aux organes affaiblis.

Combien a-t-on d'accidents à déplorer chaque jour, non-seulement comme étant la conséquence de la généralisation de cette affection sur tous les organes; mais encore des suites accidentelles de l'usage des médications irritantes qui pallient, ou, en termes vulgaires, blanchissent la maladie, et, à une époque plus ou moins éloignée, le principe non éteint se manifeste par des accidents souvent mortels.

Le succès de cette nouvelle méthode est infaillible contre la syphilis simple ou compliquée, récente ou ancienne, et, quelque invétérée qu'elle puisse être, facile à suivre en toute circonstance; son effet dépuratif se fait sentir sur toutes les constitutions, quelque rebelles qu'elles puissent être à l'action des autres moyens antisyphilitiques.

EXTRAITS DE CORRESPONDANCES

Besançon, le 15 février 1861.

Monsieur le Docteur,

J'ai contracté, il y a dix jours, une gonorrhée qui me fait ressentir actuellement des douleurs aiguës en urinant, l'écoulement est mêlé de sang.

Ayant appris par quelques-uns de mes camarades qui ont eu besoin de vos soins, que le nouveau traitement des pilules antiblennorrhagiques que vous prescrivez dans cette circonstance a les résultats les plus satisfaisants, je viens, avec confiance, vous prier de me faire parvenir les médicaments nécessaires pour me délivrer de cette maladie,

J'ai l'honneur, etc.

DU MÊME.

25 février.

Monsieur le Docteur,

Je viens vous témoigner toute ma reconnnaissance de votre excellent traitement qûi, en si peu de temps, m'a complétement débarrassé d'une maladie qui m'occasionnait des douleurs très-vives; tous les symptômes sont entièrement disparus; cependant je vais continuer l'usage des médicaments encore pendant quelques jours, afin qu'il ne me reste aucun germe de cette affection.

Agréez, etc.   L.....

Marseille, 18 février 1861.

Monsieur le Docteur,

Depuis longtemps je pensais pouvoir faire le voyage de Paris, mais un obstacle occasionné par mes affaires me retient toujours, et même a une disposition de vouloir se prolonger; pour ce motif, je ne puis plus attendre, et par cette lettre je vous exprime ma grande reconnaissance du bienfait des pilules antiblennorrhagiques et des injections spéciales. Je suis guéri radicalement de cette gonorrhée qui avait résisté pendant si longtemps à tous les traitements que j'ai employés, depuis deux mois je ne vois plus d'écoulement. Je ne ressens plus de douleurs, ni ennui, ni dégoût, mes digestions se font bien, je reprends de l'embonpoint.

J'avais fait beaucoup de dépenses et employé une grande quantité de remèdes qui n'avaient fait qu'empirer ma situation, aussi saisirai-je toutes les occasions pour faire connaître les merveilleux effets de votre traitement.   R.....

Reims, le 6 janvier 1861.

Monsieur,

En reconnaissance des bons effets de votre traitement ma conscience m'oblige de vous écrire ces quelques lignes pour vous témoigner mes remerciements. Tous les accidents syphilitiques dont j'étais atteint : éruption de pustules sur tout le corps, démangeaisons, douleurs dans toutes les parties organiques et surtout à la tête, le bras gauche était très-engorgé, l'haleine fétide, tous ces symptômes sont disparus comme par enchantement.

Agréez, etc.   M.....

Lyon, le 6 mars 1861.

Monsieur le Docteur,

Par cette lettre j'ai l'honneur de vous féliciter de votre nouveau traitement. Avant de le prendre j'étais dans un épuisement complet, et si faible que mon estomac ne pouvait plus rien supporter ; j'attribuais ces entraves de la fonction digestive aux nombreux traitements plus ou moins irritants dont j'ai fait usage en vain pendant si longtemps ; par l'emploi presque forcé de votre remède mes forces revinrent peu à peu, encouragé par cette amélioration, ma répulsion pour toute

espèce de médicaments disparut à tel
point qu'aujourd'hui ma santé étant presque rétablie comme dans l'état normal,
je prends les médicaments avec une espèce de plaisir.

Vous savez, Monsieur le Docteur, que
depuis quatre ans je souffrais des suites
d'une gonorrhée et d'une syphilis dont
les caractères s'étaient fait sentir par tout
le corps; aussi je ressentais des douleurs
violentes dans les articulations. J'avais
une tumeur volumineuse au genou qui
m'empêchait de marcher, je ne voyais
plus de l'œil gauche, j'avais des ulcérations (chancres) qui me rongeaient l'ar-
rière-bouche, plusieurs esquilles d'os sont
sorties par les plaies, l'engorgement qui
en était la conséquence me bouchait in-
complétement le passage de l'air, ce qui
m'occasionnait une grande difficulté pour
respirer; je crachais du pus mêlé de sang,
mon haleine était d'une fétidité repous-
sante, l'existence enfin m'était un lourd

fardeau à supporter ; j'avais aussi le testicule droit enflé au point que plusieurs médecins m'avaient conseillé d'en faire pratiquer l'extraction.

Par l'emploi de vos pilules antiblennorrhagiques et de la potion dépurative, tous les accidents ont disparu successivement ; aujourd'hui j'ai repris de l'embonpoint, ma force est revenue comme à l'âge de vingt ans ; tel est le résultat de votre traitement vraiment merveilleux, qui a combattu une maladie dont la persistance opiniâtre avait résisté jusqu'alors à toutes les médications qu'on m'avait vantées comme étant les plus rationnelles.

Mille remerciements, Monsieur le Docteur.

Agréez, etc.   S.....

DU MÊME.

Le 8 juin 1861.

Plusieurs de mes camarades : le capitaine D... était affecté d'une gonorrhée qu'il soignait en vain depuis dix-huit mois par les médicaments les plus vantés ; l'emploi des pilules antiblennorrhagiques et des injections spéciales a fait disparaître en trois semaines toute trace de l'affection.

M. R... a eu des chancres il y a huit ans, qui ont disparu au bout de huit jours ; mais le virus syphilitique existait toujours, car depuis deux ans il était survenu une tumeur au-dessus de l'œil gauche qui, par ses progrès continuels, menaçait de troubler les fonctions de cet organe, puis la nuit il éprouvait, à la tête, des douleurs extrêmement violentes, ainsi que dans tous les membres; il toussait et crachait du pus sanieux, ce qui lui faisait craindre d'être atteint de la phthisie ; le sommeil était très-agité et presque nul, il n'avait aucun appétit; par l'usage des pilules antisyphilitiques et de la potion dépurative tous ces symptômes ont disparu complétement pour donner place à une santé aussi bonne que possible.

Agréez, etc.   L.....

TABLE DES MATIÈRES

COMPLICATIONS DE LA GONORRHÉE.

TRAITEMENT DE LA GONORRHÉE.

Paris. Imprimerie WITTERSHEIM, rue Montmorency, 8.

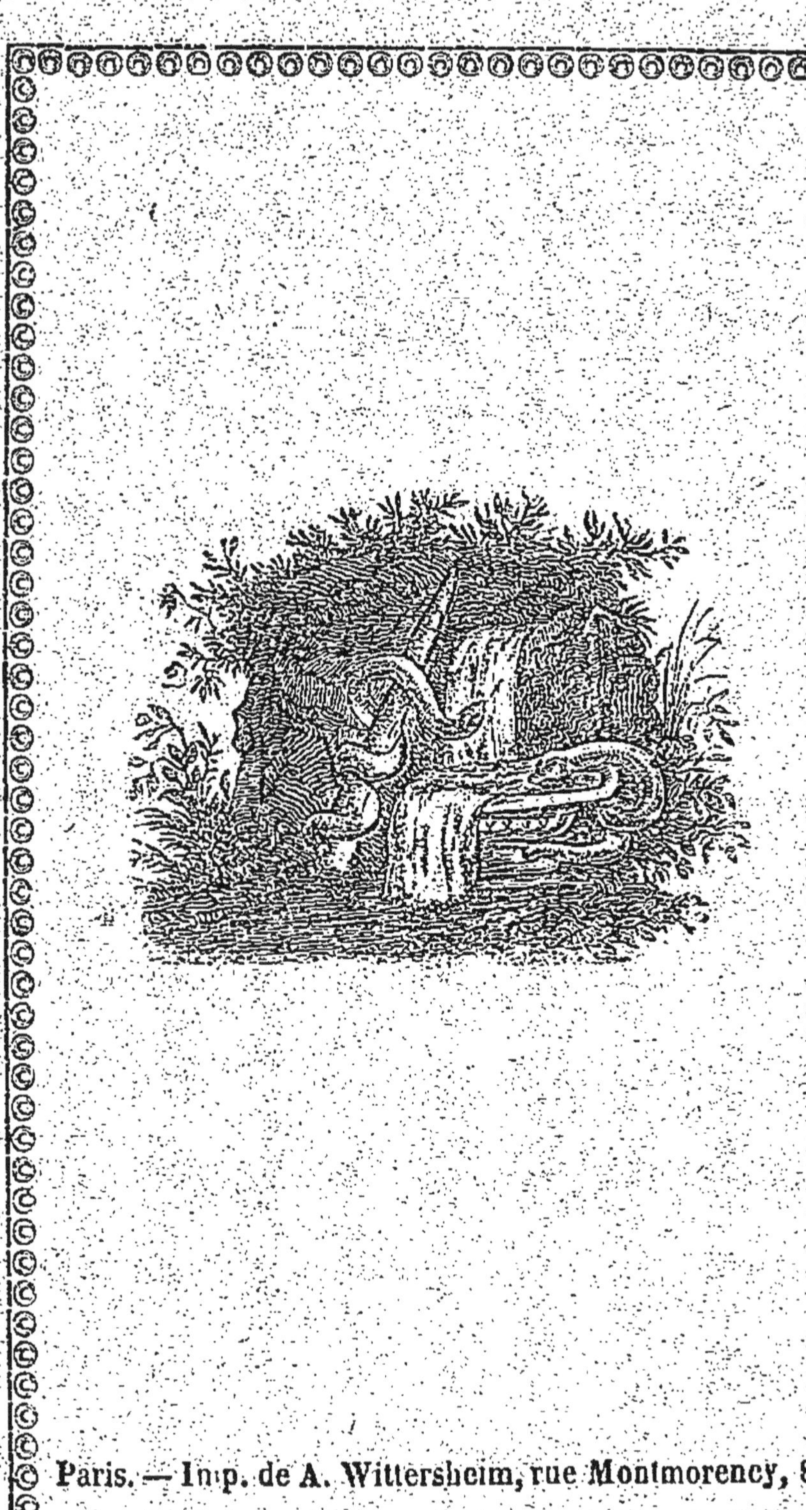

Paris. — Imp. de A. Wittersheim, rue Montmorency, 8.